LA CAUSE
DE LA
TUBERCULOSE

SUIVANT

LE PROFESSEUR Dr ROBERT KOCH

PAR

H. W. MIDDENDORP

DOCTEUR-MÉDECIN
EX-PROFESSEUR DE PATHOLOGIE ET D'ANATOMIE PATHOLOGIQUE
A GRONINGUE (PAYS-BAS)

Des vrais bacilles tuberculeux dans le sens de Robert Koch n'existent pas et ses soi-disant bacilles tuberculeux ne sont pas les microbes parasitaires de la tuberculose

PARIS
Bureaux de la France Médicale
9, RUE DES PYRAMIDES 9

Octobre 1895

LA CAUSE

DE LA

TUBERCULOSE

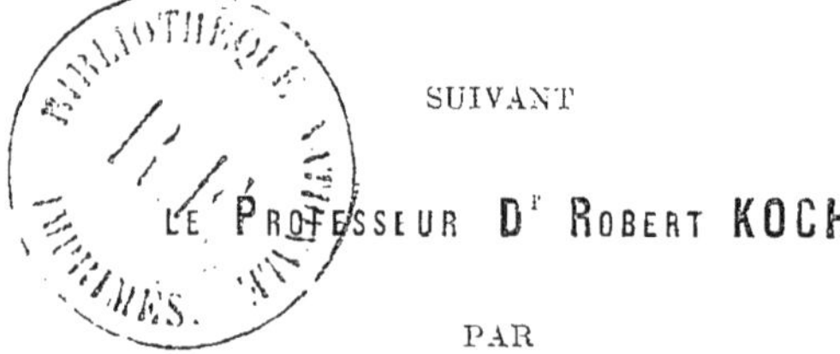

SUIVANT

LE PROFESSEUR Dr ROBERT KOCH

PAR

H. W. MIDDENDORP

DOCTEUR-MÉDECIN

EX-PROFESSEUR DE PATHOLOGIE ET D'ANATOMIE PATHOLOGIQUE

A GRONINGUE (PAYS-BAS)

Des vrais bacilles tuberculeux dans le sens de Robert Koch n'existent pas et ses soi-disant bacilles tuberculeux ne sont pas les microbes parasitaires de la tuberculose.

PARIS

Bureaux de la France Médicale

9, RUE DES PYRAMIDES 9

—

Octobre 1895

LA CAUSE

DE LA

TUBERCULOSE

Suivant le Prof[r] Dr Robert Koch

PAR

le Dr H. W. Middendorp

Ex-professeur de pathologie et d'anatomie pathologique
à l'Université de Groningue (Pays-Bas).

Au printemps dernier, Straus (1) a publié un excellent ouvrage sur la tuberculose témoignant en général de profondes et minutieuses études. Se basant sur des investigations tant bactériologiques qu'expérimentales et anatomo-pathologiques de lui-même et d'autres savants ayant travaillé sous sa direction, il donne de main de maître un exposé clair des travaux contemporains et de l'état présent de nos connaissances, y ajoutant un précis historique non moins exact du développement de nos connaissances relatives à cette maladie,

Le point principal qui différencie son opinion sur l'étiologie de la tuberculose et la mienne, c'est qu'il accepte la doctrine de Robert Koch tout entière, et que par conséquent il considère la tuberculose comme une maladie de nature bactérienne, tandis que je ne peux pas admettre la cause parasitaire.

C'est pourquoi, rendant tout hommage à son éminent travail fondamental, le fruit de longues et admirables études, j'exposerai ici derechef brièvement mes vues sur l'étiologie de la tuberculose suivant la doctrine de Koch.

---

(1) La tuberculose et son bacille. Paris, Rueff et Cie 1895.

I

REVUE HISTORIQUE

C'était le 24 mars 1882, dans une séance de la Société physiologique à Berlin, que Robert Koch annonça, comme le résultat de ses recherches des dernières années sur l'étiologie de la tuberculose, *que cette maladie était causée par des parasites microscopiques en forme de bâtonnets*, mesurant comme largeur 1/2000 mm. (0,4 — 0,7 micra), et comme longueur moyenne 1/400 mm. (1 1/2 — 3 1/2 micra), *auxquels il donna le nom de bacilles tuberculeux à cause du rapport causal qu'ils auraient suivant lui avec la tuberculose* (1).

La *Berliner Klin. Wochenschrift* annonça le 3 avril suivant que Koch avait communiqué ses résultats dans ce discours et qu'elle les publierait dans son numéro prochain. Peu de jours après P. Baumgarten professeur à Kœnigsberg, publia un petit avis daté du 3 avril (2) dans lequel il annoncait qu'il avait trouvé dans chaque foyer de tuberculose du lapin, causée par l'inoculation de cultures de pommelière, d'innombrables amas de véritables bactéries en forme de bâtonnets et qu'il les avait démontrés à plusieurs collègues depuis plus de quinze jours — plus tard (3) il dit 18 mars — par conséquent en tout cas avant le discours de Koch du 27 mars.

Dans un post-scriptum daté du 7 avril, il ajouta qu'il avait maintenant réussi à les montrer aussi dans les tubercules de l'homme.

Il dit ensuite que ses bactéries ne se coloraient

(1) *Berliner Klinische Wochenschrift*, 1882, P. 224.

(2) *Centralblatt für die Mediz. Wissenschaften*, 15 avril 1882.

(3) *Deutsche Mediz. Wochenschrift*, 1882, S. 306.

d'aucune manière par la méthode de Weigert, même à l'aide de l'éclairage de Koch, et que la seule méthode par laquelle il avait réussi à les voir distinctement était de traiter les coupes par une solution faible de potasse ou de soude, que même par cette solution il ne pouvait les trouver du tout ou à peine dans des coupes, mais qu'il les trouvait sûrement et facilement dans des tubercules, qu'il recueillait sur des animaux vivants ou récemment tués. Voilà ce qu'écrivit Baumgarten dix jours après le discours de Koch et pour quelle raison il réclama la priorité de la découverte des soi-disant bacilles tuberculeux.

Quoique je ne nie en aucune manière que ces bacilles puissent être observés aussi sans coloration, soit que les coupes soient traitées ou non par une solution de potasse ou de soude, je trouve pourtant étrange que Baumgarten ait formulé sa revendication de priorité dix jours après le discours de Koch, tandis qu'il admet lui-même que ses bactéries tuberculeuses — outre que celles-ci, suivant la figure annexée, étaient notablement plus grosses et plus courtes que les bacilles tuberculeux de Koch, et que, selon ses propres paroles, elles ressemblaient surtout au bactérium termo — ne se laissaient pas colorer distinctement par la méthode de Weigert même à l'aide de l'éclairage de Koch.

A juste titre on remarqua alors (1) que, de la part de Baumgarten, il ne pouvait absolument être question d'une revendication de priorité de la découverte des bacilles tuberculeux, parce qu'en tout cas les expérimentations de Koch avaient duré plusieurs mois, avant qu'il publiât sa découverte, et que ses expérimentations avaient eu leur point de départ dans le bacille tuberculeux déjà découvert et coloré dans la tuberculose de l'homme.

Aufrecht cependant publia neuf mois avant que

(1) *Deutsche Medizinische Wochenschrift, 1882. S. 238.*

Koch tînt son discours, en 1881, des recherches concernant la tuberculose et la pommelière (1) qui le portaient à admettre la nature parasitaire de la tuberbulose.

Selon lui le centre du tubercule contenait des microorganismes et bien de trois espèces : 1° de très petits micrococques 2° deux ou trois de ces micrococques unis, et 3° des microbes en forme de bâtonnets courts et fort brillants, qui étaient très minces et dont la longueur ne surpassait la dimension transversale que d'environ la moitié.

Suivant lui ce sont ces microorganismes, qui causent l'inflammation autour de laquelle se forme le tubercule. Il est hors de doute que les microbes en forme de bâtonnets d'Aufrecht n'avaient pas à beaucoup près la même longueur que les bacilles de Koch et voilà pourquoi celui-ci conteste qu'Aufrecht ait vu ses bacilles; mais d'un autre côté on peut bien être assuré que ce dernier a observé des microorganismes bacilliformes dans la pommelière et la tuberculose, parce qu'il attachait une si grande importance au fait que ces bâtonnets se montrent toujours parmi les trois espèces de microbes susdits, tandis qu'il ajouta encore expressément qu'il n'avait pas vu des microorganismes en forme de bâtonnets si courts dans différentes autres maladies infectieuses, quoique ses observations eussent été dirigées depuis longtemps sur ce point.

Plus tard (2) il dit que, vraisemblablement, un microscope de qualité inférieure avait été la cause qu'il n'avait pas bien observé ces microbes quant à la dimension et la forme, tandis qu'alors il n'avait pas pu réussir à colorer ces bacilles.

En tout cas Aufrecht est le premier, — Klebs (3) certes avant lui avait regardé comme le parasite cau-

---

(1) *Pathologische Mittheilungen, Magdebourg 1881.*

(2) *Deutsche Med. Wochenschrift, 1882. S 429*

(3) *Prager Med. Wochenschrift, 1877. S. 889.*

sal de la tuberculose un microcoque extrêmement fin, qu'il nommait *monas tuberculosum*, — qui affirma la présence constante de microbes bacilliformes dans la tuberculose et leur rapport causal avec cette maladie, quoi qu'il ignorât leur véritable [dimension et forme. Si l'on en juge d'après la date de la publication de ses communications, on peut considérer Aufrecht comme le plus proche précurseur de Koch.

Chez celui-là, nous ne trouvons point de date des expérimentations. Il dit seulement de quelques expérimentations de contrôle qu'elles avaient lieu dans l'hiver de 1877 à 1878.

Il va sans dire qu'après ses communications, l'attention des auteurs a été fixée surtout sur la présence de microorganismes en forme de bâtonnets dans la tuberculose.

Incontestablement l'honneur d'avoir découvert à l'aide d'une méthode de coloration extrêmement ingénieuse de son invention, les microbes bacilliformes dans leur véritable dimension et forme dans quelques organes tuberculeux et aussi dans les crachats de malades souffrant d'une certaine forme de tuberculose pulmonaire, revient tout entier à Robert Koch.

Cependant la question de savoir si ces microbes bacilliformes se présentent dans les endroits nommés est tout autre que celle de savoir si Koch a le droit de tirer de ses faits les conclusions importantes que l'on connaît, c'est-à-dire si ces bactéries en forme de bâtonnets sont en effet, comme il prétend, les parasites causes de la tuberculose, ce que je dois contester suivant mes recherches.

Au printemps de 1884, Koch exposa plus amplement sa doctrine dans un article intitulé : *Die Aetiologie der Tuberculose* (1).

---

(1) *Mittheilungen aus dem Kaiserlichen Gesundheitsamte*, II, S, 46, 65 et A.

Voici le résumé de cette doctrine :

« I. — Dans toutes les affections tuberculeuses et exclusivement dans celles-ci se trouvent ces microbes en forme de bâtonnets, les bacilles tuberculeux.

II. — Le nombre de ces parasites est extrêmement variable, tantôt on ne voit dans le tubercule que quelques-uns, tantôt plusieurs et tantôt de nombreux microbes de ce genre, de sorte qu'en plusieurs cas on rencontre dans un seul tubercule des centaines, même des milliers et dans quelques organes tuberculeux, par exemple dans les poumons, des millions de ces bacilles.

III. — Ils apparaissent déjà avant le commencement du processus tuberculeux.

Ce n'est que quand les bacilles tuberculeux sont présents, qu'on aperçoit le commencement du tubercule et même les bacilles ne disparaissent que quand le processus tuberculeux a cessé.

IV. — Seules les matières contenant des bacilles tuberculeux sont capables de causer la tuberculose.

V. — Les bacilles tuberculeux peuvent être isolés de l'organisme malade, cultivés dans des cultures pures hors du corps sur un milieu convenable, recultivés même plusieurs fois pendant quelques mois et enfin ces bacilles, délivrés de cette manière de chaque addition des produits de la maladie, peuvent causer de nouveau une tuberculose.

VI. — Les bacilles sont la seule et incontestable matière infectieuse, les parasites causes de la tuberculose.

VII. — Dorénavant il ne sera donc pas difficile de décider ce qui est tuberculeux et ce qui n'est pas tuberculeux. Ce n'est pas la structure particulière du tubercule, ni l'absence de vaisseaux, ni la présence de cellules géantes qui décidera, mais la démonstration des bacilles tuberculeux soit dans les tissus par coloration, soit par la culture sur le sérum du sang coagulé. »

Dans mes brochures publiées l'une en avril (1) et l'autre en août 1891 (2), j'ai déjà dit que je n'ai jamais pu accepter l'existence de tels microbes dans les tubercules crus et jaunes des différents organes, ni dans les foyers tuberculeux ramollis ou dans les cavernules qui ne sont pas encore en communication avec des bronches, et que je ne peux pas attribuer aux bacilles, qui se présentent dans les cavernules et les cavernes communiquant ouvertement avec des bronches et dans les crachats tuberculeux, le rôle important que Robert Koch et après lui et d'après son autorité tant d'autres bactériologues et anatomo-pathologistes font jouer à ces microbes dans l'étiologie de la tuberculose.

Mes objections contre la doctrine de Koch étaient d'abord basées sur les points suivants :

1° Les dessins qui, suivant lui, représentent des tubercules frais, crus, montrent au contraire des tubercules jaunes, dépérissants.

2° Sa représentation de l'accroissement du tubercule n'est pas exacte.

Considérant ces deux points et son aveu sousmentionné qu'il devait abandonner aux anatomo-pathologistes l'étude de l'autre moitié du problème, *la dégénérescence caséeuse du tubercule*, — question si importante dans l'étiologie de la tuberculose, — on ne peut pas par conséquent le nommer un juge compétent dans le problème entier de la tuberculose; non plus que, selon moi, ses communications ne méritent confiance à l'égard de l'anatomie pathologique ou de l'histologie pathologique.

3° Son exposition quant au nombre de ces parasites sur des plaques de dimension égale, de sorte que tantôt un seul, tantôt cinquante, même quelques centaines de bacilles se trouvent dans une seule soi-disant

---

(1) *Le remède de Koch, sa valeur contre la tuberculose.* Paris, J. B. Baillière et fils, 1891.

(2) *Nouvelles études concernant les bacilles tuberculeux*, etc , *Ibidem*, 1891.

cellule géante, est bien étrange, parce qu'on ne rencontre une telle disposition dans aucune autre maladie occasionnée par des parasites.

4° Koch lui-même ne montre ces bacilles parasitaires ni dans les tubercules jeunes ni dans les tubercules développés, crus, sains.

5° Mes recherches concernant le rapport des bacilles tuberculeux avec les cellules géantes et la présence de ces bacilles dans le tubercule lui-même ont eu un résultat négatif, parce que je n'ai jamais réussi à trouver ces microbes dans le tubercule lui-même, soit récemment développé, soit tout à fait développé, soit sain ou cru, jaune ou caséeux, de quelques organes que ce soit.

6° Les cultures pures ne sont pas pures et n'ont aucune valeur au sens pathogénique, mais il n'a été possible qu'après le milieu de janvier 1891 de juger justement de leur valeur à ce sujet, comme nous le verrons après.

Voyons maintenant si Koch lui-même produit les preuves péremptoires en faveur du rapport causal de ces bacilles avec la tuberculose.

II

LE DÉVELOPPEMENT DU TUBERCULE EN RAPPORT AVEC LES BACILLES TUBERCULEUX ET LES CELLULES GÉANTES.

Un tubercule gris ou crus qui, tout à fait développé, a à peine 1 millimètre de diamètre, n'est constitué que de cellules, les cellules tuberculeuses.

Elles sont si serrées, qu'il est bien difficile d'en séparer quelques-unes intactes et, pour cette raison, ceux qui se sont occupés de l'étude de la structure des tubercules n'en donnent pas tous le même dessin.

Autrefois, on prenait les grands noyaux bien caractérisés des cellules tuberculeuses pour les éléments constituants du tubercule.

Ils s'appelaient alors corpuscules tuberculeux et il n'y a encore que peu d'années que les anatomo-pathologistes sont tombés d'accord à l'égard de la nature cellulaire de ces noyaux, c'est-à-dire qu'ils ont reconnu les corpuscules tuberculeux d'autrefois comme cellules. Virchow fut le premier qui le montra (1).

A cause de cette structure dense du tubercule qui n'a point de capillaires sanguins, les cellules intérieures ou centrales dépérissent les premières.

Ce dépérissement a lieu d'autant plus vite que les tubercules se trouvent plus agglomérés et forment de petits ou de grands conglomérats, de sorte qu'aussi dans de petits conglomérats, même s'ils ne sont constitués que de 5 à 6 tubercules, on rencontre si rarement des tubercules purement gris ou crus, c'est-à-dire des tubercules qui existent encore partout et par conséquent aussi dans l'intérieur de cellules saines.

Les cellules intérieures dépérissent encore plus vite quand de plus grandes parties d'organes sont tellement infiltrées de tubercules qu'à l'œil nu bien peu du tissu vasculaire original est encore visible. Pendant ce dépérissement, il se forme une masse granuleuse extrêmement fine, qui n'est plus transparente, vue à l'œil nu, d'une couleur plus ou moins jaune, le *détritus caséeux* (*deterere* : pulvériser), constitué par du tissu cellulaire tuberculeux dégénéré et dans lequel les noyaux des cellules tuberculeuses, résistant plus longtemps par leur structure plus solide à la mortification, restent encore quelque temps visibles, jusqu'à ce qu'aussi ceux-ci dépérissent enfin à leur tour.

Dans le tubercule gris, nous voyons alors paraître un point jaune, terne, grandissant bientôt et occupant

---

(1) *Lehre der krankhaften Geschwülste*, II, p. 687, 1865.

peu à peu tout le tubercule, laissant seulement un bord plus ou moins large sain ou à peu près sain.

Eh bien, dans cet intérieur caséeux de tels tubercules jaunes ou de leurs conglomérats, ou de conglomérats entièrement ramollis ou caséeux — ces foyers tuberculeux, qu'on rencontre dans plusieurs organes, — je n'ai jamais pu trouver des microorganismes dans le sens des bacilles de Koch.

Quand cette masse caséeuse, exposée à l'air, à l'abri du soleil, est séchée en une ou deux heures et renfermée dans un flacon, elle conserve longtemps sa virulence.

En série 47, j'injectai une telle masse qui avait été conservée pendant 57 jours, de même en série 77 une masse conservée pendant 109 jours, et dans des expérimentations plus récentes une substance tuberculeuse fut injectée qui à une température variant entre 8° et 20° C, avait été conservée pendant 184 jours.

Quelques milligrammes de cette poudre, à peine 10 milligrammes en série 47, sont frottés à l'eau distillée à une émulsion fine qui, filtrée par de la gaze extrêmement dense, est injectée à des chiens dans le sang ou dans la cavité pleurale. Quant les animaux ne périssent pas au bout de quatre, six à dix semaines, épuisés et amaigris par une tuberculose miliaire de différents organes, ils montrent, tués après 60 à 80 jours, ou aussi plus tard, une tuberculose miliaire plus ou moins étendue.

Koch attribue ces résultats aux bacilles soi-disant tuberculeux qui, prétend-il, se trouvent dans la masse caséeuse et qui donc seraient injectés avec elle, ce que je ne peux pas admettre, parce qu'auparavant, comme j'ai dit, je n'ai pu découvrir de tels microbes dans le détritus caséeux provenant de tubercules et conglomérats jaunes ou de foyers tuberculeux — excepté quand cette masse caséeuse provient de cavernes pulmonaires, qui sont en rapport direct avec des bronches.

Mais pourra-t-on peut-être attribuer ces résultats aux germes ou spores des bacilles tuberculeux?

Selon Koch, les bacilles dans la masse caséeuse jaune dépérissent enfin ou forment des spores.

« Enfin les noyaux des cellules tuberculeuses, dit-il, commencent aussi à se disjoindre et se transforment ainsi en granulations très irrégulières de grosseur variée.

« Peu à peu celles-ci aussi deviennent plus rares et il reste enfin une masse égale qui ne montre plus la coloration des noyaux, *le détritus ou la substance caséeuse qui est généralement très pauvre en bacilles tuberculeux*, et seulement, quand le procès de dépérissement se passe très vite, les bacilles sont encore quelque temps visibles en masses plus nombreuses.

« Mais bientôt aussi les bacilles ne tardent pas à subir des changements, soit qu'il smeurent, soit qu'ils passent à l'état de spores ou germes, en perdant en même temps peu à peu la faculté de pouvoir être colorés. Dans le dernier cas il n'en reste que les spores dans la masse caséeuse et parce que jusqu'ici on n'a pas encore trouvé le moyen de colorer les spores des bacilles tuberculeux d'une manière quelconque, leur présence après la disparition des bacilles ne se trahit que par les propriétés infectieuses de la substance caséeuse où ils se trouvent enfermés. »

On ne peut absolument nier que ce soit possible, si en effet de tels bacilles existent dans la masse caséeuse, provenant de tubercules dépéris de quelques organes que ce soit, — excepté, comme je le répète, si elle provient de cavernes ou cavernules qui sont en rapport direct avec des bronches.

Acceptant cependant pour le moment, que cette supposition de Koch soit vraie et qu'en effet les spores ou germes se trouvent dans cette masse caséeuse, je dois d'autant plus insister qu'il montre en premier lieu les bacilles *dans des tubercules en développement.*

Car, selon lui, ces germes *qui ne peuvent être démontrés par la coloration*, donnent, quand cette masse caséeuse est injectée dans le sang, dans les jeunes tubercules qui alors se développent, l'origine à des bacilles *qui peuvent bien être démontrés par la coloration* et l'apparition des bacilles tuberculeux précède même la formation des jeunes tubercules, de sorte que ceux-là sont la cause du développement de ceux-ci.

Il dit à ce sujet (1) : *Encore une fois il me faut indiquer expressément le fait que, dans toutes les affections tuberculeuses, les bacilles apparaissent les premiers*, et puis (2) : « *Un second résultat important c'est que l'apparition des bacilles tuberculeux indique le commencement du procès tuberculeux* ; ils paraissent déjà quand à peine les premiers changements des éléments cellulaires dans les tissus se montrent.

« *Ce n'est que quand les bacilles tuberculeux sont présents* que se forme l'accumulation de cellules épithélioïdes et que commence la formation des cellules géantes etc. »

Encore plus clairement Koch explique son opinion sur ce point, où il décrit le développement du tubercule en détail.

Quand, suivant son opinion, les bacilles tuberculeux entrent dans le sang, soit comme conséquence de la résorption d'un foyer tuberculeux ramolli, caséeux, soit par une injection directe dans le sang d'une masse caséeuse ou de *cultures pures de bacilles tuberculeux*, — qui, comme Koch et les adeptes de sa doctrines le prétendent, ne consisteraient en nulle autre chose qu'en bacilles tuberculeux cultivés, — ces

---

(1) *Mittheilungen aus dem Kaiserl. Gesundheitsamte* II, S. 18.
(2) *Ibidem*, S. 46.

bacilles, auxquels il refuse toute locomotion propre, ne peuvent se rendre nulle part et dépendent ainsi, quant à la migration, d'autres éléments qui ont la faculté de se déplacer, des cellules migratrices, c'est-à-dire des globules sanguins blancs ou des cellules lymphatiques.

Ces cellules transferent les bacilles tuberculeux.

Sous l'influence funeste que Koch attribue aux bacilles tuberculeux, des altérations se manifestent selon lui dans la cellule migratrice qui enfin l'arrêtent.

C'est par cela que la cellule migratrice dépérit et d'autres cellules en prennent le bacille qui, par l'influence de celui-ci, se changent en cellules épithéloïdes, c'est-à-dire, en cellules tuberculeuses jeunes, ou bien, ce qui lui semble beaucoup plus vraisemblable (1), la cellule migratrice elle-même se change en cellule tuberculeuse jeune et ensuite en cellule géante qui, suivant les dessins de Koch et d'autres, est 5, 6, 10 fois plus grande qu'une cellule tuberculeuse, et montre déjà dans un plan horizontal 10, 20 et 30 noyaux.

Le nombre des bacilles dans une telle cellule géante varie beaucoup suivant Koch.

Tantôt nous trouvons chez lui *un bacille ou deux* dessinés dans une cellule géante (fig. 5, 24, 25, 27 et 29), tantôt 50 bacilles, comme dans la fig. 7, même à peu près 200, comme dans la fig. 33.

Par rapport à la distribution qu'il donne à ces bacilles dans les cellules géantes et dans des points d'organes de la dimension de celles-là, j'ai dit ailleurs que je ne comprends pas pourquoi sur de points de dimension il y aurait tantôt un nombre si énorme de bacilles, tandis que tantôt il ne s'en montrerait qu'un seul, parce que dans aucune autre ma-

---

(1) *Ibidem*, P. 20.

ladie parasitaire on ne rencontre une distribution si étrange.

« L'influence morbifère de ce bacille sans locomotion propre s'étend de plus, suivant lui, aux cellules les plus rapprochées, soit que celles-ci doivent leur origine à l'irritation qu'exerce le bacille lui-même ou plutôt sa sécrétion par diffusion dans l'entourage, soit qu'elles y soient venues comme cellules migratrices (1). »

A la vérité ce serait bien une explication très simple de la cause bacillaire dans le développement du tubercule, s'il n'y avait rien à rabattre de la justesse de cette assertion de Koch.

Nous voyons donc que, suivant cet auteur, les bacilles se trouvent dans les jeunes tubercules, mais malgré son assertion décisive, il ne les montre pas dans les tubercules en voie de développement, comme nous le verrons bientôt, et jamais moi-même non plus je n'ai vu ces bacilles dans de jeunes tubercules.

Et quant à la présence de cellules géantes dans l'intérieur de tels tubercules, ce n'est pas seulement moi qui n'ai jamais observé ces cellules dans de jeunes tubercules ni dans des tubercules entièrement développés, sains, gris, mais aussi Koch lui-même ne nous les y fait pas voir, malgré le rôle important qu'il leur fait jouer de la manière susdite dans le développement du tubercule, parce que les granulations *qu'il désigne comme tubercules sains, gris,* sont déjà *en état de nécrose*, c'est-à-dire qu'elles sont *jaunes, caséeuses*, comme nous le verrons quand nous parlerons de la prétendue présence des bacilles tuberculeux dans de jeunes tubercules.

Quant à cela, j'ai dit auparavant que Koch n'est pas au fait de la structure histologique du tubercule en état sain, lorsque j'observai en même temps qu'il

---

(1) *Ibidem*, P. 21.

donne une représentation bizarre de l'accroissement du tubercule.

En parlant du début de la phthisie, il le compare à l'accroissement du tubercule. « Le début d'une phthisie, dit-il (1), si jamais on parvenait à le voir, ressemblerait parfaitement à un tubercule miliaire.

« Peu à peu la granulation prend de plus grandes dimensions et commence à ressembler de moins en moins à un tubercule miliaire. »

La granulation s'accroîtrait même, suivant lui, jusqu'aux tubercules solitaires de la grosseur d'un pois ou d'une noisette.

La grosseur d'un tubercule miliaire cependant, quoique pas toujours égale comme on sait, atteint à peine 1 millimètre. Rarement j'ai rencontré des tubercules miliaires de 1 1/2 millimètre en diamètre. Dans des conglomérats et des infiltrations ils restent le plus souvent même au-dessous de 1 millimètre et s'appellent alors submiliaires, c'est-à-dire plus petits qu'un grain de millet.

En contemplant minutieusement ces soi-disant grands tubercules solitaires, même sans les éplucher, on peut aisément voir qu'ils sont des accumulations ou conglomérats d'un certain nombre de tubercules miliaires et submiliaires, en partie ou entièrement caséeux qui dépérissent si vite, parce que le tubercule est un néoplasme sans vaisseaux sanguins et qu'ils se trouvent dans des conditions de nutrition d'autant plus défavorables que la grosseur du tubercule solitaire est plus considérable.

Par conséquent, ce n'est pas un seul tubercule qui s'accroît jusqu'à la grosseur d'un soi-disant tubercule solitaire comme Koch le pense, mais celui-ci est constitué par un nombre variable de granulations miliaires et submiliaires.

La représentation incorrecte de Koch sur l'accrois-

(1) *Ibidem*, P. 29.

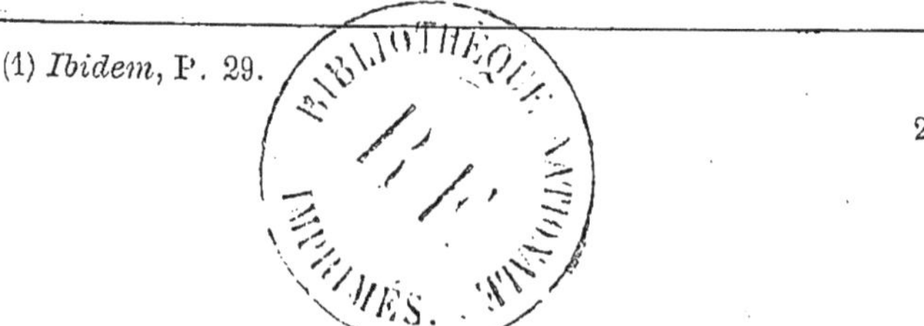

sement du tubercule ne peut, je pense, être attribuée qu'à ce que, suivant ses propres paroles (1), « *il s'est occupé seulement de la moitié du problème, c'est-à-dire des rapports étiologiques de la tuberculose, mais qu'il devait abandonner aux anatomo-pathologistes les détails anatomiques, surtout quand ils sont aussi éloignés de l'étiologie que la transformation caséeuse des tissus tuberculeux.* »

Relativement aux cellules géantes, les autres anatomo-pathologistes et les bactériologues ne montrent pas celles-ci dans de jeunes tubercules et dans des tubercules gris développés, à moins que ce ne soit dans une représentation schématique ou demi-schématique.

Mais suivant mes recherches, on ne voit même pas d images qui ressemblent tant soit peu à une cellule géante, dans la coupe de tubercules jeunes ou de tubercules développés, gris, sains.

Seulement dans des tubercules caséeux, surtout dans ceux où le dépérissement a commencé depuis peu, de sorte que les noyaux sont encore distinctement visibles, on rencontre des images qui pourraient faire penser à des cellules géantes et qui aussi sans doute ont contribué à faire admettre de telles cellules dans le tubercule.

Quand les cellules intérieures dépérissent, les noyaux résistant le plus longtemps se trouvent alors dans le détritus granuleux, fin, qui a pris son origine d'un nombre varié de cellules tuberculeuses dégénérées. Le tubercule se rétrécit en même temps plus ou moins et alors l'intérieur peut tant soit peu ressembler à une grande cellule à contours peu distincts et à noyaux nombreux. Voilà pourquoi les différents expérimentateurs dessinent ces cellules avec une grosseur et une forme différentes et qu'ils leur donnent aussi un nombre différent de noyaux

---

(1) *Ibidem S. 18.*

Pour ce qui concerne le transport des bacilles d'un foyer caséeux de la manière que Koch l'apprend, je veux encore faire observer ce qui suit :

Nous avons vu que le tubercule gris est formé entièrement de cellules. Pendant son développement il ne sépare pas le tissu de l'organe dans lequel il se trouve, mais il se développe dans ses parties constituantes, les absorbe et les étouffe, de manière que tout le tissu de l'organe et aussi les vaisseaux sanguins et lymphatiques y périssent, les éléments les plus solides des tissus offrant le plus de résistance.

On peut aisément voir qu'il en est ainsi, quand on épluche prudemment de petits conglomérats de tubercules jaunes du poumon dont les fibres élastiques des alvéoles résistent longtemps. Alors le réticule alvéolaire, tant qu'il est formé par ces fibres élastiques, reparaît très distinctement dans sa forme primitive.

« Tant que toutes les cellules du tubercule ne sont pas encore dégénérées, il s'y trouve, suivant Koch, encore des bacilles, mais à la fin, quand le procès de mortification a atteint son plus haut degré et que le tubercule entier, cellules et noyaux, est changé en masse caséeuse, fine, granuleuse, on ne trouve plus de bacilles. »

Quant à cela, il me faut remarquer cependant que, tant que ce n'est pas le cas, la périphérie du tubercule est constituée encore de cellules saines ou assez saines, qui forment un mur dense autour de ce centre caséeux, où les vaisseaux sanguins et lymphatiques du tissu original manquent aussi. Ce n'est donc certainement pas assez clair, comment, quand le procès de mortification n'a pas encore atteint son plus haut degré et qu'il y a encore des bacilles, ces cellules migratrices pourraient pénétrer ce mur de cellules saines, serrées, de la périphérie du tubercule pour emporter les bacilles de son centre caséeux.

Je répète que je dois nier la présence de cellules géantes, auxquelles Koch attribue un rôle si important dans le développement du tubercule, soit dans les jeunes tubercules et dans les tubercules entièrement développés gris, sains, soit dans les tubercules jaunes, en voie de ramollissement.

III

LES PROPRIÉTÉS BIOLOGIQUES DES BACILLES TUBERCULEUX DE KOCH.

La preuve que nous voyons en effet, des bacilles tuberculeux et non pas d'autres bacilles qui y ressemblent en forme et en dimension, est suivant Koch la coloration caractéristique.

« A la vérité », dit-il (1), ils ont en commun cette réaction de coloration avec les bacilles de la lèpre et cet exemple nous montre déjà que les bacilles tuberculeux n'occupent point du tout une place tout à fait exceptionnelle, concernant leur réaction vis-à-vis des substances colorantes, et que pour cette raison il n'est pas non plus invraisemblable qu'au bout de quelque temps on trouve encore d'autres espèces de bactéries qui possèdent les mêmes propriétés, quant à la coloration, que les bacilles tuberculeux. »

« Une telle découverte cependant n'aurait pas la moindre influence sur l'interprétation de la signification étiologique des bacilles tuberculeux, car la réaction particulière vis-à-vis des substances colorantes n'est pourtant pas la seule propriété spécifique des bacilles tuberculeux. »

« Ils possèdent au contraire, comme nous verrons plus tard, aussi à l'égard des propriétés biologiques, une série d'autres particularités, qui fournissent des

(1) *Ibidem*, p. 13.

arguments bien plus valables pour les séparer comme une espèce spécifique des autres bactéries connues. »

La méthode de coloration de Koch est généralement connue.

Plusieurs auteurs ont proposé des modifications, que j'ai comparées presque toutes avec l'original de cet auteur.

Je ne peux pas dire que toutes ces modifications peuvent être considérées comme des perfectionnements de sa méthode. Dans presque toutes ces méthodes les préparations sont chauffées, séchées, coloriées à l'aide de solutions colorantes alcooliques, décolorées par des acides plus ou moins dilués et enfin traitées à l'alcool pour en tirer l'eau avant de les inclure dans le baume du canada.

A l'aide de ces méthodes on peut montrer dans le contenu des cavernes communiquant ouvertement avec des bronches et dans les crachats tuberculeux, des microbes bacilliformes nettement bicolorés en nombre varié.

En quelques cas on les trouve en nombre restreint, quelquefois dans les crachats on les cherche en vain, en d'autres cas ils sont plus nombreux et bien des fois aussi ils se présentent dans les cavernes en quantité considérable. Certes personne ne niera ce fait. Il ne prouve cependant pas autre chose que la présence de ces microbes bacilliformes dans le contenu de telles cavernes et dans les crachats tuberculeux, — point du tout que ces bacilles soient la cause de la tuberculose.

Quant aux propriétés biologiques de ces bacilles, Koch leur refuse la locomotion propre et les représente comme des bâtonnets rigides, tantôt un peu incurvés, tantôt légèrement courbés en spirales.

Cependant il n'a, je pense, pas le droit de conclure de l'aspect de bacilles tués et colorés de la manière connue que, sans avoir subi cette procédure, ils sont aussi dans leur état naturel des microbes si rigides, etc., et de leur attribuer des propriétés biologiques différentes par rapport à la sécrétion ou à la production de substances pathogéniques, par lesquelles ils seraient la cause du développement des tubercules.

Il assure bien (1) que « dans des granulations tuberculeuses *récentes grises* des poumons de cobayes il a vu ces bacilles sans aucune coloration et qu'alors non plus ils ne montraient aucune « locomotion propre » ; mais avec ce récent et gris s'accorde difficilement ce qu'il ajoute :

« Pour obtenir des préparations pour ce genre d'examen, on ne peut se servir que de substances tuberculeuses qui contiennent des masses considérables de bacilles, parce que des bacilles isolés ou rares ne peuvent être distingués avec certitude dans la masse du détritus, sans avoir recours à la réaction colorante. »

Cette masse de détritus cependant, ou *masse tuberculeuse*, c'est-à-dire, *masse de cellules tuberculeuses dégénérées*, est tout autre chose qu'*un tubercule gris, sain, cru*, comme je l'ai déjà exposé amplement. Une telle masse ne se trouve pas dans des *tubercules récents, gris*, de sorte que cette observation de Koch ne prouve rien en faveur de son assertion qu'il les a vus dans des tubercules miliaires sains, et crus.

Koch donc, comme je le répète, ne montre nulle part ces bacilles dans des tubercules en développement. Moi-même, malgré de nombreuses recherches, je ne les ai jamais pu trouver non plus dans des préparations épluchées ou dans des coupes, ni des jeunes tubercules provenant d'une tuberculose expérimentale, ni des petits tubercules gris, crus, à peine visibles à l'œil nu ou submiliaires dans les différents organes en cas de tuberculose miliaire aiguë, chez l'homme ou quand

(1) *Ibidem, p. 14 et 15.*

des jeunes granulations miliaires se présentent à côté d'affections tuberculeuses plus étendues dans le même organe ou dans un autre organe, quoique ces préparations fussent examinées sans la coloration de Koch et à l'aide de sa méthode ou d'une des variations indiquées par son école.

Nulle part non plus, Koch ne nous montre ces bacilles dans les tubercules entièrement développés sains, crus gris. Il le prétend bien du tubercule représenté figure 1, en *a*, planche I, mais en contemplant cette figure 1 on peut se convaincre que toutes les granulations qui y sont figurées ont un intérieur plus ou moins caséeux.

Il en est de même de sa figure 2, ou une partie de ce tubercule est dessinée à un grossissement de 700 diamètres. On n'y aperçoit pas de cellules tuberculeuses ; seulement leurs noyaux sont encore visibles au milieu d'une masse dégénérée fine et granuleuse. Ce tubercule est par conséquent déjà dans l'état de dépérissement.

D'ailleurs il nomme l'intérieur des tubercules représentés en c et d, figure 1, caséeux et *sans noyaux* mais nous montre en figure 4 c et en figure 5 d des cellules géantes environnées d'une masse de détritus à *beaucoup* de noyaux et à de rares cellules, ce qui n'est pas conforme à *sans noyaux.* »

De même nous n'apercevons pas dans les fig. 7 et 8, qui suivant Koch représentent des tubercules gris, des cellules tuberculeuses, mais aussi les noyaux caractéristiques au milieu d'un détritus extrêmement fin.

Il en est de même de la fig. 22, qui aussi à un grossissement de 700 diamètres nous donne la coupe d'un tubercule de l'entourage d'un ulcère intestinal.

Selon lui ce sont aussi des tubercules *frais gris*, bien qu'il n'y montre point de cellules tuberculeuses, mais seulement des noyaux au milieu du détritus à grains fins des cellules tuberculeuses dégénérées.

Il prétend bien, comme nous venons de le dire, qu'il a vu les bacilles non colorés dans des *tubercules gris et crus* de cobayes, mais ce gris et cru n'est pas d'accord avec le détritus dont il fait mention.

Voilà pourquoi je dois persister dans mon opinion que Koch ne nous montre pas les bacilles tuberculeux dans de *jeunes tubercules*, ni dans des *tubercules gris entièrement développés*, et que par conséquent il ne nous les montre pas là où il prétend les montrer et où il doit nous les faire voir en tout cas, s'il veut que nous admettions un rapport étiologique de ces microbes avec la tuberculose.

Dans la démonstration à l'aide de la coloration des bacilles tuberculeux cultivés, un peu de la masse tuberculeuse est séparé des crachats de malades souffrant de tuberculose pulmonaire avec ramollissement et formation successive de cavernes qui communiquent ouvertement avec des bronches, — ou bien un peu de la même masse est pris après la mort dans ces cavernes et placé dans l'étuve.

Dans le contenu et sur la paroi de telles cavernes dans les poumons se trouvent en nombre varié des bacilles du mucus buccal, leurs spores ou germes et leurs nombreux descendants, dont les premiers y sont venus par les voies aériennes pendant la respiration et les accès de toux, tandis que les autres, la majeure partie, les descendants de ces colonisateurs s'y sont développés ensuite de ceux-ci en plusieurs générations.

Aussi la masse prise des crachats tuberculeux contient tantôt peu, tantôt beaucoup, quelquefois un assez grand nombre de ces mêmes bacilles avec leurs spores et leurs descendants, qui pour la plupart, proviennent de ces cavernes, et qui pour les autres y ont été mêlés au passage des crachats par les bronches, la trachée-artère, la cavité pharyngienne et buccale. Par ces générations successives s'explique la variété de dimensions que les bacilles présentent aussi bien dans le contenu de ces cavernes que dans les crachats.

Eh bien! ces microbes continuent à vivre et leurs germes ou spores se développent et deviennent bacilles dans l'atmosphère égale de l'étuve.

Je veux en passant faire observer ici, que Koch est tant soit peu en contradiction avec lui-même, quant à la durée du développement de ces bacilles.

« L'accroissement des bacilles tuberculeux, dit-il (1), n'avance que très lentement et les préparations de culture doivent pour cette raison *séjourner plusieurs semaines* dans l'étuve », mais un peu plus tard il dit (2) « dans de telles cultures dans lesquelles le développement des bacilles tuberculeux n'est pas anéanti par des bactéries étrangères les premiers signes des colonies croissantes de bacilles tuberculeux se montrent après dix à quinze jours », et peu après, « déjà au bout de cinq à six jours de jeunes colonies se montrent », tandis qu'enfin à la figure 44, il représente une telle colonie avec des bacilles tuberculeux déjà assez distincts qui se sont développés dans l'espace de quinze jours, — de sorte qu'il ne s'ensuit pas que ce développement dure plusieurs semaines, comme il dit d'abord.

Après la coloration, comme je l'ai déjà remarqué, il ne peut donc plus être question de vie et de locomotion dans ces êtres subtils et personne ne s'étonnera qu'après la mort si subite quelques-uns se présentent comme des bâtonnets rigides, d'autres comme légèrement incurvés ou courbés en spirales.

Ce sont ces nombreux descendants des bacilles communs du mucus buccal qui selon mon opinion, ont donné lieu à Robert Koch d'accepter la cause bacillaire de la tuberculose.

---

(1) *Ibidem*, p. 50.
(2) *Ibidem*, p. 51.

Ils sont, comme je le répète, pour la moindre partie les émigrants eux-mêmes arrivés dans ces cavernes pendant la respiration et les accès de toux, et pour la majeure partie, ils se sont développés dans les cavernes de ces émigrants colonisateurs en colonies nombreuses de diverses générations.

En effet, les bacilles soi-disant tuberculeux ne sont que les accompagnateurs de la phthisie pulmonaire à cavernes qui communiquent ouvertement avec des bronches. Sous ce rapport, ces cavernes peuvent être comparées pour ainsi dire à des recessus sinueux anormaux des voies aériennes.

Maintes fois en voyant le nombre énorme de bacilles que le contenu de cavernes à communication directe avec des bronches offre, je me suis demandé pourquoi donc il faut en cultiver encore plus.

Ces microbes ne peuvent, par conséquent, en aucune manière s'appeler bacilles tuberculeux, parce qu'ils ne se trouvent pas dans les tubercules eux-mêmes et parce qu'ils n'ont aucun rapport étiologique avec la tuberculose, comme nous verrons bientôt.

C'est pourquoi je dois soutenir que des vrais bacilles tuberculeux dans le sens de Robert Koch c'est-à-dire, comme parasites causes de la tuberculose n'existent pas.

De même les cliniciens trouvent ces bacilles et leurs descendants dans les crachats, quand ils cherchent les bacilles soi-disant tuberculeux,

Ces bacilles ne sont pas la preuve de l'existence d'une tuberculose des poumons en général ; ils prouvent seulement que dans des poumons tuberculeux, avec destruction et formation de cavernes, il y a communication entre ces cavernes et les bronches.

Du reste, je ne veux en aucune manière nier la possibilité que d'autres, en cherchant des bacilles tuberculeux dans les différents organes ou dans leurs sécrétions morbides, ont pris et prennent encore pour tels d'autres bactéries.

D'ailleurs, nous voyons se développer une tuberculose miliaire, quand des tubercules miliaires gris, qui ne montrent encore aucune trace de mortification et dans lesquels, comme je l'ai dit, je ne puis découvrir de cellules géantes ou de bacilles de Koch, sont pulvérisés et mêlés avec de l'eau distillée et ce liquide, après une filtration minutieuse, est injecté à des animaux.

Naturellement Koch met aussi cette tuberculose miliaire sur le compte des bacilles tuberculeux qui, comme il l'apprend, sont entrés dans les jeunes tubercules déjà au moment de leur développement et qui n'en disparaissent qu'au moment de la mortification complète du tubercule et qui, par conséquent, doivent être présents en grand nombre dans les tubercules gris.

Mais, comme je l'ai dit, Koch ne nous les montre nulle part dans de tels tubercules gris.

Il dit en outre (1), qu'au commencement de ses recherches, malgré tous ses efforts il ne pouvait trouver de micro-organismes dans des tubercules récemment développés, gris, des poumons d'animaux, mais qu'il les découvrit pour la première fois à l'aide de sa coloration améliorée DANS LA MASSE TUBERCULEUSE, et qu'après, quoiqu'avec beaucoup plus de peine, il a réussi à les voir aussi dans des coupes.

Ces faits cependant ne prouvent absolument rien en faveur des rapports étiologiques de ces bacilles avec la tuberculose. D'abord parce que nous ne trouvons pas une telle masse de détritus granuleux avec plus ou moins de noyaux provenant de cellules tuberculeuses dépérissantes dans des *tubercules gris*, mais nous la trouvons bien dans *des tubercules nécrosants jaunes ou nécrosés*, dans de tels conglomérats, dans des foyers

---

(1) *Mittheilungen aus dem Kaiserlichen Gesundheitsamte* II, p. 5.

ramollis et dans des cavernes de dimension variée qui en sont provenues.

MASSE TUBERCULEUSE est donc une tout autre chose QUE DES TUBERCULES FRAIS, GRIS, CRUS. Une TELLE MASSE se trouve aussi, comme nous venons de dire, dans le contenu et dans la paroi de cavités ou cavernes nées de la destruction du tissu pulmonaire tuberculeux et communiquant directement avec des bronches et de même dans les crachats tuberculeux.

Tant donc que Koch ne dit pas d'où il prend *cette masse tuberculeuse*, cela ne prouve non plus rien en faveur de la présence de bacilles dans le centre caséeux de tubercules jaunes.

Et ensuite, quant à ses coupes Koch nous fait part que la démonstration des bacilles lui a causé beaucoup plus de peine *au milieu des noyaux serrés et de la masse du détritus.*

Mais cette explication est bien une preuve péremptoire que ses coupes n'étaient pas prises dans des *tubercules frais*, *récemment nés ou gris*, car ce n'est pas **là** qu'on trouve une masse de détritus, c'est-à-dire un tissu nécrosant et nécrosé de cellules tuberculeuses.

Bien que je n'aie pas la moindre objection à admettre la cause bacillaire de la tuberculose, si l'on fournit des preuves convaincantes de l'existence de ces bacilles dans toutes les affections tuberculeuses et de leur rapport étiologique avec la tuberculose, on ira certes trop loin en exigeant de moi de reconnaître ce rapport, quand on n'en trouve pas les preuves, ni chez l'auteur même qui prétend avoir découvert le rapport causal de ces micro-organismes, ni chez les adhérents de sa doctrine, et quand en outre je ne puis moi-même les trouver dans les endroits où ils doivent être observés en premier lieu, si en effet ils sont les bacilles parasitaires de cette maladie.

C'est pourquoi je ne puis considérer ces faits

comme preuve de l'existence des bacilles de Koch dans des *tubercules sains, gris*, et je dois encore mettre en avant que cet auteur ne montre pas ces bacilles là où il prétend les montrer et où pourtant il doit les montrer s'il veut que nous admettions un rapport causal de ces microbes avec la tuberculose.

De même *dans les tubercules jaunes nécrosants* et entièrement *nécrosés*, dans des conglomérats de tels tubercules, dans les foyers ramollis et dans les cavernes, qui en sont provenues dans les poumons, *mais qui ne communiquent pas encore directement avec des bronches*, je n'ai jamais pu trouver ces microbes et je dois en nier la présence.

Je dois y persister de plus, parce que moi-même non plus je n'ai jamais pu trouver ces bacilles dans les tubercules développés gris ou déjà jaunes, et non plus dans les foyers caséeux des différents organes ou dans les cavernules qui ne communiquent pas encore avec les bronches, quoique j'aie examiné dans ce but à l'aide de la coloration de Koch ou d'une de ses variations la tuberculose du cerveau, de la pie-mère, des poumons, des glandes rétrosternales, bronchiques, mesentériques, des séreuses, du foie, de la rate, des intestins et des reins, soit qu'il y eût une éruption miliaire, soit en cas de phthisie rénale.

Procédons maintenant à l'examen de la valeur de la pierre de touche pour l'existence de vrais bacilles tuberculeux spécifiquement pathogènes, c'est-à-dire, comme parasites causes de la tuberculose, à l'examen du point cardinal, comme Koch lui-même l'a nommé (1), dans les preuves pour la nature parasitaire de la tuberculose, c'est-à-dire du développement de la tuberculose par l'inocculation du parasite isolé.

(1) *Deutsche Mediz. Wochenschrif* 1882, N. 10. S. 137.

IV

LA VALEUR DES SOI-DISANT CULTURES PURES DES BACILLES TUBERCULEUX

« Les bacilles tuberculeux, dit Koch (1), se trouvent dans toutes les affections tuberculeuses et bien exclusivement dans celles-ci, et ce ne sont que des substances contenant des bacilles tuberculeux qui sont capables d'occasionner la tuberculose.

« Dans ces deux cas cependant les bacilles sont liés à des éléments constituants du corps et c'est pourquoi on avait lieu de présumer qu'outre les bacilles il fallait encore une substance quelconque et, qui plus est, que celle-ci constituerait peut-être même la vraie substance infectieuse et que les bacilles ne joueraient qu'un rôle secondaire dans l'infection.

« Cette question pouvait seulement être décidée de cette manière que les bacilles fussent inoculés ou injectés tout purs et isolés de toutes les parties constituantes du corps. »

« Si, dans ce cas encore, ils causaient une tuberculose, ils devraient être indubitablement l'unique et l'indéniable substance infectieuse de la tuberculose. » De là ses expérimentations d'infection avec les soi-disant cultures pures des bacilles tuberculeux, c'est-à-dire d'inoculation ou d'injection de bacilles tuberculeux cultivés qui, comme il prétend, sont non seulement exempts d'autres bacilles, mais aussi entièrement exempts de toutes les parties constituantes du corps.

Dans la plupart de ces expérimentations ces bacilles étaient plusieurs fois recultivés à 5, 10, 15, 20,

(1) *Mittheilungen aus dem Kaiserl. Gesundheitsamte*, II, p. 65

même une fois à 26 reprises, pendant deux, trois, quatre, six et même dix-huit mois.

Les résultats positifs de ces expérimentations sont pour Koch et ses adhérents des preuves incontestables que les bacilles tuberculeux sont la cause unique de la tuberculose.

Apparemment ce sont des expérimentations extrêmement importantes, dont les résultats semblent bien en état d'ôter tout doute qu'en étudiant la doctrine de Koch on pourrait avoir conçu à l'égard du rapport causal des bacilles soi-disant tuberculeux avec la tuberculose, si du moins ces cultures pures sont en effet pures, c'est-à-dire non-seulement exemptes d'autres bactéries, mais, — et c'est en ce cas le point cardinal, — aussi exemptes de toute substance tuberculeuse.

Eh bien! concernant ce côté du problême, cependant Koch a ajouté à la dernière révélation sur son remède en janvier 1891 une communication bien remarquable.

Non seulement il a déclaré alors que la tuberculine est un extrait glycériné des cultures pures de bacilles tuberculeux, mais, en même temps, que cette tuberculine contient une certaine quantité de substance tuberculeuse nécrosante.

Mais l'addition de cette certaine quantité de substance tuberculeuse nécrosante ôte, selon mon opinion, à ces cultures pures toute leur pureté.

La substance tuberculeuse nécrosante, conservée à l'état sec ou humide dans des circonstances ordinaires ne perd pas, comme on sait, sa virulence pendant plusieurs semaines et même pendant plusieurs mois. Dans la série 47 de mes expérimentations, c'était le cas en état sec pendant 59 jours, dans la série 77 pendant 109 jours et dans des expérimentations plus récentes, même pendant 184 jours, et, comme le prouvent les expérimentations de Koch lui-même, ce n'est pas encore le terme de la ténacité de la virulence.

Or, nous n'avons absolument pas lieu d'admettre que la substance tuberculeuse nécrosante ne conserve pas aussi longtemps sa virulence dans l'atmosphère égale de l'étuve à une température d'environ 37° C, que quand elle est conservée sèche ou humide dans un flacon fermé dans le laboratoire, où pendant quelques mois la température varie de 8° C à 20° C.

De plus, Virchow et Fürbringer furent déjà frappés de trouver chez des malades traités par la tuberculine, après leur mort, un développement extraordinaire de tuberculose miliaire.

Mes expérimentations chez quatre chiens inoculés avec la tuberculine ont montré incontestablement que, malgré le séjour dans les cultures quasi-pures, malgré la culture réitérée et malgré le procédé de Koch d'en faire un extrait à l'aide de la glycérine, le détritus tuberculeux, c'est-à-dire la substance tuberculeuse nécrosante que contient son remède et qui est empruntée à ces cultures quasi-pures, n'avait pas encore perdu sa virulence.

Pour cette raison je dois soutenir que le résultat que Koch et après lui tant de savants portent sur le compte de l'inoculation ou de l'injection des cultures quasi-pures des soi-disant bacilles tuberculeux, c'est-à-dire le développement d'une tuberculose miliaire chez les animaux d'expérimentation, est seulement occasionné par une certaine quantité de substance tuberculeuse nécrosante, adhérant encore à ces cultures.

C'est cette substance nécrosante qui, dans une quantité minime, suffit à occasionner une tuberculose plus ou moins étendue, quand ces cultures quasi-pures sont inoculées ou injectées chez des lapins, des cobayes et des souris champêtres.

Quoiqu'en outre dans une partie d'une culture pure de bactéries de la grosseur d'une petite tête d'épingle on peut, sans exagérer, évaluer le nombre des bacilles à un demi million, comme nous le montre aussi le dessin de Koch (fig. 44), et quoique ce ne soit qu'une partie à peine visible à l'œil nu d'une culture pure qui suffit à faire une seconde culture et ainsi de suite, on ne doit pas s'imaginer que Koch lui même injectait une quantité si minime d'une telle culture pure chez ces animaux d'expérimentation dans l'intention d'occasionner une tuberculose miliaire.

Car malgré cette quantité énorme de bacilles dans une partie si extrêmement minime d'une culture et malgré l'assurance de Koch, que les bacilles sont les seuls porteurs de la substance infectieuse dans la tuberculose, « il voyait que des chiens, des rats et des souris blanches ne périrent qu'au bout de quelques mois, quoique ils fussent inoculés abondamment de cultures pures de ces bacilles. » (1)

Pour cette raison Koch croit ces animaux moins susceptibles au virus tuberculeux, ce qui est cependant directement contraire aux résultats de mes expérimentations.

Dans celle-ci ce ne sont que quelques milligrammes de masse tuberculeuse séchée provenant de petits conglomérats ou de petits foyers caséeux et exempte entièrement des bacilles de Koch, qui suffisaient à occasionner chez des chiens une tuberculose miliaire plus ou moins étendue et même mortelle.

Voilà donc pourquoi je ne puis attribuer la moindre valeur, quant à la genèse de la tuberculose, aux inoculations de ces cultures quasi-pures, parce que Koch n'a pas inoculé le parasite isolé, mais celui-ci simultanément avec la substance tuberculeuse nécrosante, spécifiquement infectieuse.

Résumant mes objections développées dans mes études successives contre la doctrine de Koch, je dois soutenir qu'il n'a pas fourni ni du côté de l'anatomie.

---

(1) *Ibidem*, S. 71.

ni du côté de l'histologie-pathologique, ni du côté de la bactériologie des preuves péremptoires de la justesse de son opinion.

I. Il prétend à tort que les bacilles tuberculeux apparaissent toujours avant le commencement du procèssus tuberculeux et que celui-ci ne commence qu'après que les bacilles tuberculeux sont présents, — vu que pas un seul bacille ne se trouve dans des tubercules jeunes, récemment développés.

II. De même il n'est pas exact d'admettre que les bacilles disparaissent là où le procès tuberculeux a cessé ou s'est écoulé, vu que le contenu de petites cavernes communiquant avec des bronches, lequel contenu consiste tout-à-fait en détritus caséeux c'est-à-dire en substances de cellules tuberculeuses dépéries (pour le moment nous faisons abstraction du tissu pulmonaire dépéri), contient de nombreux bacilles, de même que la masse caséeuse qui se trouve à la paroi de telles plus grandes cavernes montre d'innombrables bacilles, que par conséquent ceux-ci se trouvent dans des endroits où le procès tuberculeux a tout-à-fait cessé.

III. Koch soutient à tort que les bacilles tuberculeux se trouvent dans tous les procès tuberculeux, — puisqu'au contraire mes recherches montrent à l'évidence que ces bacilles ne se trouvent point dans les tubercules crus et jaunes ni dans leurs conglomérats dans quelque organe que ce soit.

IV. Aussi il accepte sans fondement que seulement des matières contenant des bacilles tuberculeux sont à même d'occasionner la tuberculose, parce que des tubercules pulvérisés soit encore frais et crus, soit déjà dégénérés, de même que le détritus caséeux provenant de conglomérats ou de foyers tuberculeux fermés, dans lesquels pas un seul bacille ne peut être montré, sont capables de causer la tuberculose.

V. Enfin ses expérimentations avec les soi-disant

cultures pures ne prouvent rien en faveur de son opinion, que les bacilles tuberculeux soient la seule et indéniable substance infectieuse de la tuberculose, parce que ces cultures pures ne sont pas pures, comme nous avons vu, mais infectées de substance nécrosante provenant de cellules tuberculeuses dépéries qui par elle-même, comme l'expérimentation le prouve, seule suffit à occasionner la tuberculose.

Voilà mes objections contre la justesse de la doctrine de Koch.

Est-ce que donc les adhérents de cette doctrine peuvent fournir les preuves que dans sa doctrine sont vraies les thèses suivantes que je dois contester!

1° Que les tubercules gris de Koch sont en effet crus, c'est-à-dire récemment nés et sains et non pas jaunes, c'est-à-dire en état de dépérissement.

2° Que Koch montre une connaissance suffisante du côté anatomo-ou histologo-pathologique du problème.

3° Que les soi-disant cellules géantes jouent le rôle que Koch leur désigne dans le développement du tubercule par leur rapport avec les bacilles.

4° Que dans toutes les affections tuberculeuses et bien exclusivement dans celles-ci les soi-disant bacilles tuberculeux se trouvent et que par conséquent ces bacilles se trouvent aussi dans les tubercules gris et jaunes indifféremment de quels organes.

5° Que seulement des matières contenant des bacilles tuberculeux sont capables d'ocasionner la tuberculose.

6° Que les bacilles tuberculeux disparaissent en effet là où le procès tuberculeux a cessé ou s'est écoulé.

7° Que les cultures soi-disant pures sont en effet pures au sens pathogénique.

8° Que des cellules tuberculeuses pulvérisées ou la masse caséeuse provenant de conglomérats ou de foyers tuberculeux ramollis fermés sans bacilles, ne suffisent pas à occasionner la tuberculose.

9° Que les bacilles tuberculeux sont la seule et indéniable substance infectieuse de la tuberculose.

10° Que les microbes bacilliformes qui se trouvent dans les cavernes communiquant ouvertement avec des bronches et qui se présentent aussi dans les crachats de malades souffrant d'une telle forme de tuberculose pulmonaire, sont les parasites causals de la tuberculose.

11° Que donc parmi les millions des soi-disant bacilles tuberculeux il existe un seul, qui à juste titre peut porter ce nom dans le sens de Robert Koch, comme microbe parasitaire de la tuberculose.

12° Enfin que son remède a été si excellent.

Eh bien, qu'ils ne tardent pas de mettre ces preuves en évidence.

Attendu que ni Koch ni ses partisans n'ont prouvé jusqu'ici, selon mon opinion, que sa doctrine est basée sur l'observation des faits ce qui est nécessaire dans les sciences exactes, je crois avant d'embrasser son opinion, devoir exiger que des preuves absolument incontestables soient alléguées en faveur de la justesse de l'opinion qu'il prononce comme la seule véritable dans l'étiologie de la tuberculose.

Comme je veux remarquer encore une fois, il ne s'agit pas de savoir si des millions de microbes bacilliformes se trouvent dans certains poumons tuberculeux et non plus, si les crachats de malades souffrant d'une certaine forme de tuberculose pulmonaire présentent ces bacilles en quantité variante, mais, si ces bacilles sont les parasites causals de la tuberculose, c'est-à-dire, si en effet des vrais bacilles tuberculeux dans le sens de Robert Koch existent.

Jusqu'ici ils n'ont pas prouvé que la quintessence de sa doctrine est vraie, c'est-à-dire que les bacilles soi-disant tuberculeux se trouvent dans toutes les aftions tuberculeuses et bien exclusivement dans celles-ci, que seulement des substances qui contiennent les bacilles tuberculeux peuvent occasionner la tuberculose et que ces bacilles sont la cause unique et incontestable de cette maladie.

En considération de tous ces arguments et des résultats négatifs de mes recherches sur la présence de ces bacilles dans les tubercules des organes susdits, je dois conclure que l'existence de vrais bacilles tuberculeux dans le sens de Robert Koch, c'est-à-dire comme microbes parasitaires de la tuberculose, — la question dominante dans ce problème — et par conséquent la nature parasitaire de la tuberculose n'est pas prouvée par cet auteur et que donc sa doctrine sur l'étiologie de cette maladie est erronée.

La cause bactérienne de la tuberculose n'étant pas prouvée, je dois considérer le virus de cette maladie comme une substance spécifiquement infectieuse de grande ténacité, mais de nature et de constitution encore inconnue, liée non seulement au tubercule gris et jaune, mais aussi à la substance caséeuse provenant de ceux-ci.

V

LA PRÉPARATION ET LA CONSTITUTION DE LA TUBERCULINE

C'est sur les prétendues propriétés biologiques de ces microbes que Koch avait fondé son nouveau procédé de guérison.

Il préparait son remède avec des cultures comme il prétend pures de ces bacilles, mais ces cultures, comme nous venons de le voir, sont au bout du compte toujours infectées d'une certaine quantité de substance tuberculeuse nécrosante, spécifiquement infectieuse, malgré le procédé de purification qu'elle a subi dans l'étuve pendant les cultures successives.

Certes il avouait lui-même dans sa communication de janvier 1891 que le remède à l'aide duquel le nouveau traitement curatif de la tuberculose est obtenu est un extrait glycériné des cultures pures de bacilles tuberculeux et qu'il contient une certaine quantité de substance tuberculeuse nécrosante.

Le remède était donc un extrait glycériné préparé d'une manière encore inconnue des cultures pures, comme Koch prétend, mais qui ne sont pas pures, parce qu'elles sont infectées de la substance tuberculeuse nécrosante spécifiquement infectieuse et septique.

On peut s'assurer que Koch n'y a pas ajouté expressément plus tard cette certaine quantité de substance tuberculeuse nécrosante, mais qu'elle était le principe de la culture qui, recultivé à diverses reprises, avait conservé sa virulence dans l'atmosphère égale de l'étuve.

Les autopsies de Virchow et de Fürbringer avaient déjà fait présumer avec bien de la vraisemblance, ce que l'injection par moi du remède de Koch dans le sang de quatre chiens a montré évidemment qu'i peut encore être spécifiquement infectieux.

La substance tuberculeuse nécrosante se trouve partout où les tubercules périssent. Elle naît abondamment quand des conglomérats de tubercules périssent et ainsi des cavités se forment dans les poumons et dans les reins, puis dans l'infiltration tuberculeuse avec destruction successive des vertèbres où d'autres os, des glandes et de plusieurs autres organes tuberculeux. C'est sans doute du premier endroit, c'est-à-dire des cavernes dans les poumons, qu'on pourra se fournir le plus facilement cette substance pour faire les cultures soi-disant pures, nécessaires pour la fabrication du remède.

Nous voyons donc que Koch, en extrayant d'une manière pas encore dévoilée les cultures quasi-pures de ces microbes à l'aide de la glycérine, croyait ainsi changer les propriétés morbifères de ces bacilles pendant leur vie en propriétés salutaires pour le malade tuberculeux.

Dans la conviction de l'inutilité d'une telle médication je me croyais obligé en février 1891 de contribuer à mettre fin à l'emploi de la tuberculine, dont la non-valeur curative offrait une opposition frappante à la valeur énorme qu'un enthousiame insensé lui attribua dans les dernières semaines de 1890.

D'abord il ne me semblait pas conforme au bon sens que Koch fonda son remède contre la tuberculose sur ces bacilles à cause du rapport causal qu'ils auraient avec cette maladie, sans apporter des preuves péremptoires pour ce rapport, de plus, parce que moi-même je n'avais jamais rencontré ces microbes dans les tubercules eux-mêmes et mes recherches ne me permettraient pas de leur attribuer aucun rapport causal avec la tuberculose.

Attendu ensuite que la tuberculine contenait encore une certaine quantité de substance tuberculeuse nécrosante, je le trouvais irrationnel de la considérer comme un remède et plus à propos de la ranger parmi les substances pernicieuses.

Et enfin quant au mode d'action, il me parût absurde d'accepter qu'elle amènerait en effet amélioration et guérison dans les affections tuberculeuses de la manière que Koch supposait.

Suivant lui sa tuberculine provoquerait une nécrose du tissu tuberculeux vivant.

Mais la nécrose du tissu tuberculeux est-elle donc un procès salutaire?

N'est-ce pas la nécrose qui provoque le ramollissement de foyers tuberculeux et la formation successive de cavernes dans les poumons et dans d'autres organes et qui ainsi expose les malades au danger d'acquérir par auto-infection une tuberculose aiguë de plusieurs organes?

En outre, la tuberculine devait posséder encore d'autres propriétés malignes.

Nous avons exposé ci-dessus comment les tubercules infiltrent le tissu des organes avec tous leurs éléments constituants, comment ils l'étouffent et le font périr en dépérissant eux-mêmes. Des produits toxiques et septiques de décomposition de différente nature des albumines, des graisses etc., provenant des éléments des tissus dépérissants, se mêlent alors au détritus des cellules tuberculeuses, c'est-à-dire à la masse tuberculeuse proprement dite.

De plus la nature septique de la masse tuberculeuse est prouvée évidemment par les expérimentations de Villemin (1) et de moi-même.

Des inflammations locales très violentes et même fatales se développent en peu de jours chez les animaux d'expérimentation, quand un peu de la masse injectée est versée par hasard dans l'entourage de la plaie. Mais aussi sans symptômes locaux une infection septique à issue mortelle peut se manifester peu de jours après l'injection, avant qu'on puisse apercevoir dans aucun organe même le début d'un développement de tubercules, comme j'ai exposé auparavant (2).

Au milieu de janvier 1891 Koch avait dit qu'à l'aide d'alcool absolu il pouvait isoler de la tuberculine brute la substance active presque tout-à-fait pure.

J'ai démontré déjà dans ma première brochure que la poudre sèche obtenue par ce procédé n'avait plus aucune valeur, parce qu'elle est devenue par l'alcool absolu une substance tout-à-fait indifférente au sens thérapeutique de même qu'au sens pathogénique.

---

(1) *Etudes sur la tuberculose : preuves rationnelles et expérimentales de sa spécificité et son inoculabilité*, Paris, J.-B. Baillière et fils. 1868.

(2) Nouvelles études concernant les bacilles tuberculeux, etc... p. 23.

En octobre 1891 Koch, dans sa dernière publication sur ce sujet (1), prétendait qu'il avait alors réussi à isoler cette substance active salutaire dans sa pureté presque absolue par l'alcool de 60 à 100.

Il ajoutait cependant que ces recherches ne donnaient aucun résultat, au point de vue thérapeutique, ce qui pourtant ne l'empêcherait pas de s'occuper désormais de la solution de ce problème. Il disait encore à cette occasion qu'il le regretterait hautement, si les bactériologues se tenaient trop fidèlement à ses indications pour la préparation de la tuberculine et ne tâchaient pas de fabriquer une substance plus efficace et plus salutaire.

Ces mots cependant bien contraires à ses révélations des derniers mois de 1890 montraient que lui-même ne croyait plus à la supériorité de son remède

Les résultats décourageants en général de l'application de la tuberculine et les dangers occasionnés par elle en plusieurs cas portaient alors Klebs à tâcher d'atteindre le même but d'une autre manière. Selon Klebs c'étaient des bases organiques (des alcaloïdes) qui provoquaient les effets nuisibles et dangereux. Aussi il craignait à un haut degré la nécrose du issu tuberculeux vivant, laquelle suivant Koch protduisait justement l'effet curatif.

Klebs au contraire accepta que chaque nécrose de tissu tuberculeux aboutissait à une augmentation de bacilles tuberculeux. Il tâcha de débarrasser la tuberculine de Koch de ces bases nuisibles et prétendit alors que sa tuberculine purifiée, qu'il nomme tuberculocidine (occido : tuer) parce qu'elle aurait la propriété de tuer les bacilles tuberculeux, provoquerait chez des animaux tuberculeux une guérison complète avec métamorphose regressive du tissu tuberculeux et disparition des bacilles, sans occasionner jamais la nécrose du tissu tuberculeux et sans donner

(1) *Deutsche Mediz. Wochenschrift*, 1891, p. 1189.

lieu à une augmentation des bacilles tuberculeux.

Vu cependant que la tuberculine de Koch ne possède point de valeur curative et par conséquent point de propriétés salutaires, mais bien des propriétés nuisibles et dangereuses, elle n'obtient pas les premières, quand on la débarrasse des dernières.

Vu en outre que des microbes bacilliformes, les soi-disant bacilles tuberculeux de Koch se trouvent bien dans quelques tissus tuberculeux, mais point du tout dans chaque affection tuberculeuse, et que ces bacilles n'ont aucun rapport étiologique avec la tuberculose, que par conséquent chaque nécrose de tissu tuberculeux n'aboutit point à une augmentation de bacilles tuberculeux, non plus qu'il n'y a dans les organes tuberculeux des bacilles qui doivent être tués, parce qu'ils seraient les microbes parasitaires de la tuberculose, il s'ensuit que l'application de la tuberculocidine de Klebs de même que de la tuberculine de Koch est basée sur des fondements qui ne sont ni justes, ni rationnels, et que je ne peux attribuer ni à l'une ni à l'autre aucune valeur curative.

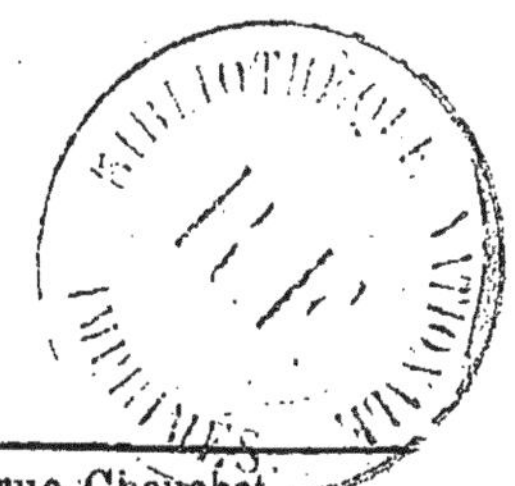

Paris — Imprimerie Alcan-Lévy, 24, rue Chauchat.

www.ingramcontent.com/pod-product-compliance
Ingram Content Group UK Ltd.
Pitfield, Milton Keynes, MK11 3LW, UK
UKHW012302240726
13966UKWH00004B/1567

9 782013 577359